BEI GRIN MACHT SICH IHR WISSEN BEZAHLT

AF137234

- Wir veröffentlichen Ihre Hausarbeit, Bachelor- und Masterarbeit

- Ihr eigenes eBook und Buch - weltweit in allen wichtigen Shops

- Verdienen Sie an jedem Verkauf

Jetzt bei www.GRIN.com hochladen und kostenlos publizieren

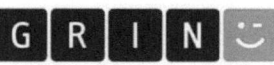

Bibliografische Information der Deutschen Nationalbibliothek:

Die Deutsche Bibliothek verzeichnet diese Publikation in der Deutschen National-bibliografie; detaillierte bibliografische Daten sind im Internet über http://dnb.d-nb.de/ abrufbar.

Dieses Werk sowie alle darin enthaltenen einzelnen Beiträge und Abbildungen sind urheberrechtlich geschützt. Jede Verwertung, die nicht ausdrücklich vom Urheberrechtsschutz zugelassen ist, bedarf der vorherigen Zustimmung des Verlages. Das gilt insbesondere für Vervielfältigungen, Bearbeitungen, Übersetzungen, Mikroverfilmungen, Auswertungen durch Datenbanken und für die Einspeicherung und Verarbeitung in elektronische Systeme. Alle Rechte, auch die des auszugsweisen Nachdrucks, der fotomechanischen Wiedergabe (einschließlich Mikrokopie) sowie der Auswertung durch Datenbanken oder ähnliche Einrichtungen, vorbehalten.

Impressum:

Copyright © 2015 GRIN Verlag
Druck und Bindung: Books on Demand GmbH, Norderstedt Germany
ISBN: 9783668229709

Dieses Buch bei GRIN:

https://www.grin.com/document/323537

Daniel Pötter

Diabetes Typ 2 im Fokus von Public Health

GRIN Verlag

GRIN - Your knowledge has value

Der GRIN Verlag publiziert seit 1998 wissenschaftliche Arbeiten von Studenten, Hochschullehrern und anderen Akademikern als eBook und gedrucktes Buch. Die Verlagswebsite www.grin.com ist die ideale Plattform zur Veröffentlichung von Hausarbeiten, Abschlussarbeiten, wissenschaftlichen Aufsätzen, Dissertationen und Fachbüchern.

Besuchen Sie uns im Internet:

http://www.grin.com/

http://www.facebook.com/grincom

http://www.twitter.com/grin_com

Diabetes Typ 2

im Fokus von

Public Health

Studiengang: Pflege (B.Sc.), berufsbegleitend (PB13)

Modul 18:   Gesellschaftlicher und institutioneller Rahmen

Namen: Daniel Pötter

Abgabe: 26.10.2015

Inhaltsverzeichnis

1. Einleitung   1

2. Methodisches Vorgehen   2

3. Definition   2

   3.1 Public Health   2

   3.2 Diabetes mellitus   3

4. Die Volkskrankheit Diabetes mellitus Typ 2   4

   4.1 Ursachen   4

   4.2 Diagnostik   4

   4.3 Folgen   5

   4.4 Behandlung   5

5. Primär-/ Sekundär- & Tertiärprävention   6

6. strukturierte Schulungs- und Behandlungsprogramme   7

7. Pflegerische Aufgaben   8

8. Inzidenz-, Remissions- & Mortalitätsrate   9

9. Die Bedeutung der Disease- Management- Programme   10

10. Diskussion, Fazit & Ausblick   11

Literaturverzeichnis   13

Anhang   17

1. Einleitung

Mit Beginn des neuen Jahrtausends hat die Berichterstattung zum Thema Diabetes mellitus stetig zugenommen. Dies liegt an der wachsenden Zahl der Neuerkrankungen und am damit verbundenen Leid der betroffenen Menschen (Nuber, 2006, S. 6). Aber auch die einhergehenden Folgeerkrankungen, sowie die hohe Sterblichkeitsrate tragen maßgeblich dazu bei (Icks, Rathmann, Rosenbauer & Giani, 2005, o. S.). Diese Tatsache, verbunden mit den kontinuierlich steigenden Kosten im Gesundheitswesen (Nuber, 2006, S. 6), stellen die Medizin, Politik und Solidargemeinschaft vor eine große Herausforderung (Schütt, 2012, S. 612). Allein im Jahr 2007 beliefen sich die jährlichen Ausgaben in der Diabetesversorgung auf geschätzte 19 Mrd. Euro (Weber & Wienold, 2012, S. 610). Als Grund wird die erhöhte Inanspruchnahme von Gesundheitsleistungen genannt (Icks et al., 2005, o. S.). Dabei sind Icks et al. (2005, o. S.) der Meinung, dass schwere Verläufe der Diabeteserkrankung größtenteils zu verhindern wären.

Die ohnehin schon hohen Ausgaben im Gesundheitssystem stellen jedoch auch für die Gesellschaft und Volkswirtschaft eine zunehmende Belastung dar (Schwartz, 2012, S. 3). Als Ursache wird hier u. a. der demographische Wandel (Bundeszentrale für politische Bildung, o. J., o. S.) und medizinische Fortschritt genannt, der die jährlichen Kosten um 3 Prozent steigen läst (BAK, 2012 ,S. 26-27).

Public Health versucht an diesen Punkten anzusetzen, indem die begrenzten Ressourcen effizient und gerecht eingesetzt werden, um das menschliche Leben weitestgehend zu verlängern (Winslow, 1920; zitiert nach Deutsche Gesellschaft für Public Health e. V., 2010). Nach Auffassung der Vereinten Nationen ist Gesundheit ein Grundrecht **aller** Menschen (Schwartz, 2012, S. 3).

Public Health nimmt hierbei eine gezielte Steuerung von Maßnahmen, die zur Gesunderhaltung der Bevölkerung beitragen soll, vor (Winslow, 1920; zitiert nach Deutsche Gesellschaft für Public Health e.V., 2010). Doch wie sieht das in der praktischen Umsetzung von Diabetes- Typ 2- Erkrankten aus?

Die vorliegende Arbeit wird sich mit folgenden Fragen beschäftigen:

- Welche Gruppe bzw. welche Menschen sind von Diabetes-Typ2 betroffen?
- Welche Auswirkungen haben Diabetes- Typ 2- Erkrankungen?
- Welchen Einfluss kann Public Health generell ausüben, in Hinblick auf die gesundheitsbezogenen und finanziellen Aspekte?
- Welche Rolle nehmen Pflegekräfte bei Public Health ein?

- Wie sieht der derzeitige Entwicklungsstand von Public Health aus?

Hierzu wird eingangs eine Definition der Begriffe „Public Health" und „Diabetes mellitus" vorgenommen. Das Kapitel 4 setzt sich im Folgenden mit den Ursachen der Diabetes- Typ 2- Erkrankung auseinander. Die Unterpunkte nehmen sich den Themen Diagnostik, Folgen und Behandlungsmöglichkeit an. Die Primär-, Sekundär- und Tertiärpräventionen bei Diabetes Typ 2 werden im Kapitel 5 dargelegt. Das 6. Kapitel wendet sich dann den strukturierten Schulungs- und Behandlungsprogrammen zu. Anschließend wird das Kapitel 7 klären, welche pflegerischen Aufgaben eine Diabetes-Typ2-Erkrankung nach sich ziehen kann. Im Kapitel 8 soll dann die Inzidenz-, Remissions- und Mortalitätsrate bei Diabetes Typ 2 thematisiert werden. Anschließend wird die Bedeutung der Disease-Management-Programme verdeutlicht, bevor im 11. Kapitel eine Diskussion mit Fazit erfolgt.

2. Methodisches Vorgehen

Es erfolgt eine systematische Literaturrecherche in den Datenbanken Medpilot und Cinahl, den Suchmaschinen Base und Google Scholar und im Bibliothekskatalog zur Recherche von Publikationen in Zeitschriften und Büchern. Die Suchbegriffe „Public Health", „Diabetes mellitus", „Typ 2", „Ursachen", „Diagnostik", „Folgen", „Behandlung", „Prävention", „Beratung", „Schulung", werden entsprechend der verwendeten Datenbanken mit oder ohne Trunkierung unter Anwendung der Boole´schen Operatoren in deutscher oder englischer Sprache eingegeben.

Im Fokus stehen hierbei Publikationen aus den Jahren 2003-2015. Dabei wird sich die vorliegende Arbeit auf die Gruppe der über 40 jährigen konzentrieren, da hier die Prävalenzrate für eine Diabeteserkrankung Typ 2 am höchsten ausfällt.

Aufgrund der Themenkomplexität wird der Diabetes Typ 1 demnach ausgeschlossen.

3. Definition

3.1 Public Health

Public Health ist eine interdisziplinäre Wissenschaft, die eine Kooperation mit Sozialwissenschaften, Psychologie, Ökonomie, Politikwissenschaften, Erziehungswissenschaften, Medizin, Epidemiologie usw. schließt (Deutsche Public Health Gesellschaft e.V., 2010, o. S.). Wörtlich übersetzt bedeutet „Public Health" so viel wie „volksgesundheitlich" (Pons, 2015, o. S.) und zielt auf die Vermeidung von Krankheit und die Verlängerung des Lebens ab. Dabei spielen fördernde Maßnahmen, die die physische und psychische Gesundheit der Bevölkerung unterstützen soll, eine wesentliche Rolle. Die individuellen Bedürfnisse und Prioritäten werden zwar berücksichtigt, allerdings nur unter dem Aspekt der gerechten Ressourcenverteilung und dem effizienten Nutzen für die Gesamtbevölkerung. Um diesem Ziel möglichst nahe zu kommen, muss Public Health auf wissenschaftliche Erkenntnisse zurückgreifen. Diese sollen u. a. Aufschluss:

- zur Krankheitshäufigkeit und Verteilung geben. Ebenso sind die unterschiedlichen Einflussfaktoren von Krankheit und Gesundheit, als auch deren Wirksamkeit von besonderer Bedeutung.
- zur Ökonomie einzelner Maßnahmen, als auch....
- zur Bedarfs- und Verteilungsgerechtigkeit geben.
- zur Ausbildungsfrage, Kostenerstattung und Rollenverteilung geben, im Sinne einer optimalen Gesundheitssystemgestaltung.
- über eine angemessene Beteiligung der Patienten und Bürger eines Landes geben.

Für Public Health ergeben sich daraus zahlreiche Fragen, die jedoch nur in enger Zusammenarbeit mit den unterschiedlichen Fachdisziplinen gelöst werden können. Hier werden beispielsweise Gesundheitspädagogen, Mediziner, Pflegewissenschaftler, Rechtswissenschaftler u. v. m benannt.

(Winslow, 1920; zitiert nach Deutsche Gesellschaft für Public Health e. V., 2010).

3.2 Diabetes mellitus

Im Volksmund ist der Diabetes mellitus unter dem Begriff „Zuckerkrankheit" bekannt (Die Apotheken Umschau, 2011, o. S.). Allerdings bedeutet die wörtliche Übersetzung sinngemäß „honigsüßer Durchfluss" (Bode & Schmechel, 2010, S. 11).

Genauer gesagt liegt bei einem Diabetes mellitus eine chronische Stoffwechselstörung der Bauchspeicheldrüse vor. Das bedeutet, dass der Körper nicht mehr in der Lage ist den Blutzuckerspiegel ausreichend zu regulieren. Entweder produziert dieser zu wenig bzw. gar kein Insulin oder es liegt eine mangelnde Reaktionsfähigkeit oder Resistenz der Körperzellen vor. Glukose, als Hauptenergielieferant, kann somit nicht mehr in die Zellen gelangen, da das Insulin seiner Schlüssel-, Schlossfunktion nicht mehr nachkommen kann. Als Haupttypen werden in der Literatur der Typ 1, Typ 2 und noch weitere, eher seltenere Formen der Erkrankung aufgeführt (Walker & Rodgers, 2005, S. 10-12).

4 Die Volkskrankheit Diabetes mellitus Typ 2

4.1. Ursachen

Bei der Diabetes Typ 2 Erkrankung liegt eine verminderte Insulinwirkung an den Leber-, Muskel- und Fettzellen vor. Dabei kann Glukose nicht in die Zellen gelangen und verwertet werden. Die Folge ist eine erhöhte Insulinproduktion der B-Zellen, um die Wirkungsminderung auszugleichen (AOK, 2013, o. S.). Die Folge ist eine völlige Erschöpfung der B-Zellen (DAK, o. J., S. 4.).

Darüber hinaus gibt es weitere Risikofaktoren, wie z. B. Übergewicht, Stress durch Infektionen, Operationen oder Herzinfarkte. Auch bestimmte Medikamente, wie Kortison- oder Schilddrüsenpräparate, steigern das Risiko an Diabetes Typ 2 zu erkranken. Am Ende soll nicht unerwähnt bleiben, dass auch eine genetische Disposition ursächlich für die Erkrankung sein kann (AOK, 2013, o. S.).

4.2. Diagnostik

Der Diabetes Typ 2 wird im Gegensatz zum Typ 1 wesentlich später erkannt, da die klassischen Symptome bei Weitem nicht so rasch und ausgeprägt auftreten. Oftmals wird dieser eher rein zufällig bei Routineuntersuchungen, wie beispielsweise bei einem Sehtest, entdeckt (Walker & Rodgers, 2005, S. 20). In der Regel erfolgt dann eine Laboranalyse, an mindestens zwei verschiedenen Tagen, bei der eine Blutprobe entnommen wird. Liegt der ermittelte *Nüchternblutwert* dann über der Norm, spricht die Medizin von einem Diabetes mellitus Typ 2 (Walker & Rodgers, 2005, S. 21). Dieser Wert liegt, im Gegensatz zum gesunden Menschen, über 125 mg/dl. Sollten die Ergebnisse jedoch nicht eindeutig sein, ist ein *Glukosebelastungstest* hinzuzuziehen. Dieser soll Aufschluss darüber geben, wie die zugeführte Glukose im Körper abgebaut wird (Stiftung Warentest, 2007, S. 21). Liegt der Nüchternwert dann über 126 mg/dl und/ oder das Ergebnis fällt nach zwei Stunden über 200 mg/dl aus, spricht die Medizin von einem bestehenden Diabetes. Ganz gleich, ob vorab Symptome aufgetreten sind, oder nicht (Walker & Rodgers, 2005, S. 20).

Alternativ kann der *HbA1c-Wert* ermittelt werden, dass sogenannte Blutzuckergedächtnis. Dieser gibt dann Aufschluss über den Blutzuckerverlauf der letzten 3 Monate (DAK, o. J., S. 7).

4.3 Folgen

Eine Diabeteserkrankung zieht in der Regel zahlreiche Folgeerkrankungen nach sich. Ursächlich hierfür ist ein permanent erhöhter Blutzuckerspiegel, der die inneren Organe, *Gefäße und Nerven* langfristig schädigt.

Doch auch die Gefahr an einer *Depressionen* zu erkranken, ist durchaus gegeben, so Walker & Rodgers (2005, S. 27). Allein die Tatsache an einer chronischen Erkrankung zu leiden, kann ein Gefühl von Angst erzeugen. Erst recht, wenn die betroffenen Menschen erkennen, mit welchen Schwierigkeiten und Folgen sie zu rechnen haben.

Ebenso wird in der Literatur auf Schäden der Netzhaut hingewiesen, die eine *Minderung der Sehkraft* nach sich zieht. Keine Seltenheit ist dabei das Auftreten von *Katarakten (Grauer Star)* (Walker & Rodgers, 2005, S. 27).

Auch wird von einer möglichen *Nephropathie* berichtet, die sich im schlimmsten Fall zu einer dialysepflichtigen *Niereninsuffizienz* entwickeln kann (Walker & Rodgers, 2005, S. 196).

Des Weiteren sind *Durchblutungsstörungen*, als auch das Auftreten von *Neuropathien (Nervenschäden)* möglich. Diese können dann im Fuß- und Beinbereich eine *Sensibilitätsstörung* hervorrufen und somit folgenschwere Geschwüre, Knochenschäden oder Wundfäule verursachen. In der Literatur wird diese Folgeerscheinung auch *Diabetischer Fuß* genannt.

Herz- Kreislauf- Erkrankungen zählen dergleichen zu den Folgen einer Diabeteserkrankung. Darunter fallen beispielsweise der *Hypertonus,* die *Hyperlipidämie,* die *koronare Herzerkrankung*, der *Apoplex* oder die *arterielle Verschlusserkrankung.*

Doch auch *Hautirritationen, Schäden an Nerven und Blutgefäßen*, mit einhergehenden *Potenzstörungen* und *autonomen Neuropathien* sind möglich (Walker & Rodgers, 2005, S. 27).

4.4 Behandlung

Das oberste Ziel der Diabetesbehandlung besteht darin, den Blutzucker (Stiftung Warentest, 2007, S. 33) und Blutdruck zu regulieren (AOK, 2013, o. S.). Desgleichen soll der Stoffwechsel durch ausreichende Bewegung, Einhaltung einer Diät (Stiftung Warentest, 2007, S. 33) und sportliche Aktivitäten normalisiert werden (DAK, o. J., S. 9). Mögliche Folgeschäden sollen dadurch möglichst umgangen werden (Stiftung Warentest, 2007, S. 33). Reichen diese Maßnahmen noch nicht aus, befürwortet die

Nationale Versorgungs-Leitlinie „Therapie des Typ-2-Diabetes" die orale Gabe von *Metformin* (Abholz, Egidi, Gries, Haller, Landgraf, Matthaei, Müller, Spanger, Suchowerskyj & Toeller, 2014, S. 143). Das Medikament bewirkt eine verzögerte Aufnahme der Glukose im Darm. Zusätzlich hemmt es die Produktion in der Leber und senkt den Appetit (AOK, 2013, o. S.), so dass es gerade für adipöse Menschen geeignet erscheint (DAK, o. J., S. 9). Das Ergebnis ist ein Absenken des Blutzuckerspiegels.

Zudem besteht die Möglichkeit, Sulfonylharnstoffe, wie beispielsweise *Glibenclamid*, einzusetzen. Zwar regt es die Insulinproduktion in der Bauchspeicheldrüse an, doch unerwünschte Überdosierungen bzw. Wirkungsverstärkungen durch Medikamente, wie ACE-Hemmer, Acetylsalicylsäure, Sulfonamide, sind durchaus möglich. Als Folge können schwere Unterzuckerungen oder gar Schockzustände auftreten.

Der Wirkstoff Acarbose, u. a. *Glucobay*, soll hingegen zur verlangsamten Aufnahme der Glykose dienen oder eine verstärkte Empfindlichkeit der Zellen für das vorhandene Insulin bewirken (AOK, 2013, o. S.).

Mit sinkender Insulinproduktion, steigt die Wahrscheinlichkeit einer Insulintherapie (Nuber, 2006, S. 50). Hier stehen unterschiedliche Insulinarten zu Verfügung, die in der Wirkdauer stark variieren (Walker & Rodgers, 2005, S. 24).

5. Primär-/ Sekundär- & Tertiärprävention

Zu Beginn präventiver Maßnahmen, sollte eine klare Definition der Zielgruppe erfolgen.

Die *Primärprävention* richtet sich dabei an Menschen aus der Allgemeinbevölkerung, die insbesondere kein erkennbar hohes Diabetes-Typ 2-Risiko erkennen lassen (Icks & Rathmann, 2014, S. 178). Als effektive Präventionsmaßnahme wird die...

- Reduktion des Übergewichts
- Steigerung von körperlichen Aktivitäten
- ausgewogene Ernährung

aufgeführt. Des Weiteren können Medikamente, wie beispielsweise Metformin oder Acarbose, das Auftreten der Diabetes-Typ 2- Erkrankung verhindern bzw. hinauszögern (Egger, M. & Razum, O., 2004, S. 269- 270).

Sekundärpräventionen richten sich hingegen an Menschen, die bereits ein erhöhtes Diabetesrisiko aufweisen. In der Regel liegt bei ihnen ein grenzwertig gestörter Glykosestoffwechsel zu Grunde (Icks & Rathmann, 2014, S. 178). Hien, Böhm, Claudi-Böhm, Krämer & Kohlhas (2013, S. 50- 52) befürworten daher die regelmäßige

Kontrolle der Blutwerte ab dem 45. Lebensjahr. Wie eingangs erwähnt, stehen hier mehrere Varianten zur Wahl. Neben der Nüchternblutanalyse, kann ein Glykosebelastungstest durchgeführt werden. Erhöhte Hba1c-Werte lassen zusätzlich auf einen gestörten Glykosestoffwechsel schließen.

Sollten Menschen auch nur eines der Diabetesrisikomerkmale aufweisen (Vollendung des 45. Lebensjahres, Nikotinkonsum, Adipositas uvm.) empfehlen Hien et al. (2013, S. 50) die frühzeitige Anwendung aller Analyseverfahren, im Sinne eines Screeningtests. Ergeben die Werte dennoch keine stichhaltigen Anhaltspunkte für einen bereits bestehenden Diabetes, sind weitere Glykosebestimmungen innerhalb von 3 Jahren als sinnvoll anzusehen.

*Tertiärprävention*en sollen das Auftreten von sogenannten Folgeschäden verhindern bzw. vermindern. Prospektiv-randomisierte Studien haben gezeigt, dass optimale Blutzuckereinstellungen maßgeblich dazu beitragen, mikrovaskuläre Komplikationen zu reduzieren. Unklar wird die Situation jedoch bei makro- bzw. kardiovaskulären Komplikationen. Studien konnten hierzu keine eindeutigen Ergebnisse liefern (Egger, M. & Razum, O., 2004, S. 269-270).

6. strukturierte Schulungs- und Behandlungsprogramme

Strukturierte Schulungs- und Behandlungsprogramme werden durch speziell weitergebildete Diabetesberater in enger Kooperation mit Ärzten durchgeführt.

Das Ziel dieser Programme besteht darin, effektive Maßnahmen zur Verhaltensänderung zu vermitteln. Nachweislich kann dadurch eine Besserung des Selbstmanagements, Stoffwechsels und Wohlbefindens herbeigeführt werden.

Im Fokus stehen dabei:

- Menschen mit Typ 2 Diabetes, die Insulin spritzen,
- Menschen mit Typ 2 Diabetes, die nicht Insulin spritzen,
- Menschen mit Typ 2 Diabetes und Fußkomplikationen,
- Menschen mit Typ 2 Diabetes und Hypoglykämieproblemen.

Eine gezielte Beratung der betroffenen Menschen im Bereich:

- Typ-2-Diabetes,
- Raucherentwöhnung,
- Bluthochdruck,
- Ernährung,

kann nachhaltig zu einer gesunden Lebensweise beitragen (Abholz, H. H., Egidi, G., Gries, F. A., Haller, N., Landgraf, R., Matthaei, S., Müller, U. A., Spanger, J., Suchowerskyj, A. & Toeller, M., 2014, S. 104-105).

7. Pflegerische Aufgaben

Nach einem Bericht von Hodeck (2015, S. 15) ist etwa ein Drittel der Menschen im ambulanten und stationären Bereich von einem Diabetes betroffen. Einzelberichte gehen sogar von ca. 50 Prozent aus.

Pflegefachkräfte nehmen an dieser Stelle eine besondere Schlüsselfunktion wahr, indem sie eine Brücke zwischen dem hilfsbedürftigen Menschen, Arzt und Versorger schlagen, tragen sie maßgeblich zu einer verbesserten Versorgungssituation bei. In den vergangenen 15 Jahren wurden dementsprechend 800 Diabetes-Pflegefachkräfte mit Anerkennung der Deutschen Diabetes Gesellschaft (DDG) ausgebildet. Dabei steht die Entwicklung einer guten Diabetespflege-Qualität besonders im Fokus, um zukünftig die qualitative Versorgung der betroffenen Menschen sicherstellen zu können (Hodeck, 2015, S. 17).

Hodeck (2015, S. 15) ist der Ansicht, dass diabetologisches Wissen maßgeblich dazu beiträgt, auf Augenhöhe mit anderen Fachdisziplinen (Diabetologen, Podologen etc.) zusammenarbeiten zu können.

Allerdings ist klar, dass es weit mehr als das bedarf. Allein mit Erhalt der Diagnose Diabetes mellitus stehen die Betroffenen, als auch deren Angehörige, unter Schock. Anforderungen einer Lebensumstellung führen außerdem zu einer Belastung auf beiden Seiten (Müller & Hertlein, 2014, S. 870). Osterbrink & Schöning (2012, S. 985) sind dementsprechend der Ansicht, dass Pflegefachkräfte ihrer Aufgabe der Information, Beratung und Schulung nachkommen müssen. Gerade die Diabeteserkrankung zieht zahlreiche Folgeerscheinungen nach sich, die für die betroffenen Menschen eines hohen Maßes an Aufklärung, Anleitung und Begleitung bedarf. Je gewissenhafter die erkrankten Menschen geschult werden, desto geringer ist die Wahrscheinlichkeit einer Lebensqualitätsminderung (Hertlein, 2014, S. 874). Die nun folgenden Ausführungen, sollen verdeutlichen, was Brieskorn-Zinke (2003, S. 71) unter den Begriffen Information, Beratung und Schulung genau versteht.

Information: Hier sollen die betroffenen Menschen ausreichende Informationen zu den Wirkungsweisen der eingesetzten Medikamente, Hygienemaßnahmen und/ oder zur Notwendigkeit der Flüssigkeitsaufnahme erhalten. Dies kann durch persönliche

Gespräche mit der Pflegefachkraft erfolgen oder durch eine gezielte Auswahl der Fachliteratur.

Beratung: Im persönlichen Gespräch, soll die Pflegefachkraft in Zusammenarbeit mit dem betroffenen Menschen nach individuellen Lösungsstrategien suchen. Bedürfnisse und Erfordernisse sollen hier gezielt unter Berücksichtigung der Möglichkeiten und Ressourcen herausgearbeitet werden. Im Sinne einer professionellen Unterstützungsleistung, versucht Beratung im Prozess der Orientierung, Planung, Entscheidung und Handlung die biopsychosozialen, sozioökologischen und ökonomischen Ressourcen aufzudecken, zu fördern, zu erhalten und in Beziehung zu setzen. Als Ziel nennt Nestmann (1997; zitiert nach Brieskorn-Zinke, 2003) die persönliche Entfaltung, im Hinblick auf ein selbstbestimmtes und selbstkontrolliertes Leben. Zudem sollen die betroffenen Menschen in der Lage sein, den jeweiligen Anforderungen gerecht zu werden, Belastungen standzuhalten und Krisen zu vermeiden.

Im Ergebnis einer erfolgreichen gesundheitspräventiven Beratung zeigt sich, dass sich erworbene Kompetenzen im selbstbestimmten Umgang positiv auf die Gesundheit auswirken und somit zu einer Verhaltensänderung führen.

Schulung: Durch das Lehren von bestimmten Pflegetechniken sollen die betroffenen Menschen zukünftig in der Lage sein, selbstbestimmt zu handeln. Als Beispiel führt Brieskorn-Zinke (2003, S. 70) handwerkliche Fertigkeiten auf, wie beispielsweise das Injizieren von subkutane Injektionen oder das Blutzucker messen.

8. Inzidenz-, Remissions- und Mortalitätsrate

Die Diabeteserkrankung zählt inzwischen weltweit zu den großen Volkskrankheiten. Während in Europa etwa 55 Millionen Menschen betroffen sind, leben davon allein in der Bundesrepublik Deutschland ca. 6 Millionen. Schätzungen zu Folge steigen diese Zahlen bis zum Jahr 2030 um weitere 10 Prozent (Deutsches Zentrum für Diabetesforschung, o. J., o. S.).

Nuber (2006, S.8) beziffert den Anteil der Diabetes-Typ2- Erkrankung auf ca. 5 Millionen Menschen. Die *Prävalenzrate* dürfte jedoch weitaus höher liegen. Betroffen sind in der Regel Menschen über dem 40. Lebensjahr (Walker & Rodgers, 2005, S. 15). Doch mit zunehmendem Alter steigt auch das Risiko, an einem Diabetes mellitus zu erkranken. Untersuchungen haben ergeben, dass die Diabetesprävalenz zwischen dem 70. und 79. Lebensjahr (22 Prozent) am höchsten ausfällt (Icks & Rathmann, 2014, S. 176).

Die Prävalenz für eine Diabeteserkrankung, so Schipf, Werner, Tamayo, Holle, Schunk, Maier & Völzke (2012, S. 88-95), weist dabei erhebliche regionale Unterschiede auf. So liegt beispielsweise der Anteil der 45-74 jährigen im Raum Halle doppelt so hoch, als in der Region Augsburg. Die Daten lassen darauf schließen, dass gerade Regionen mit einer hohen Arbeitslosenzahl ausschlaggebend sind. Niedrige Bildung, ein zu geringes Einkommen tragen maßgeblich zu einer ungesunden Lebensführung der Menschen bei.

Nicht selten leben diese in benachteiligten Stadtteilen mit einer hohen Arbeitslosenquote, Luftverschmutzung und unzureichender Infrastruktur. Dies kann zu einem stark erhöhten Diabetesrisiko führen.

Die *Inzidenzrate* der 55 bis 74 jährigen Menschen liegt nach Untersuchungen der Kora-Studie Augsburg bei jährlich 15 Neuerkrankungen (pro 1000 Einwohner). Dieser Wert zählt bislang zu einer der höchsten in ganz Europa (Rathmann, Strassburger, Heier, Holle, Thorand, Giani & Meisinger, 2009, S. 1212- 1219).

Eine fundierte Aussage zur *Mortalitätsrate* geben Bölt & Graf (2006, S. 623). Nach Angaben der Autoren starben im Jahr 2004 von 100000 Bundesbürgern, durchschnittlich 23,3 Personen an einem Diabetes. Im direkten Vergleich lag der ermittelte Wert in den 80er Jahren gerade einmal bei 2 Prozent.

Bei 75 Prozent der verstorbenen Menschen lag ein akutes Herzversagen zu Grunde (Nuber, 2006, S. 9). Das Bundesdurchschnittsalter betrug im Jahr 2004 79,1 Jahre (Männer: 73,9 Jahre, Frauen: 82,3 Jahre). Weitere detaillierte Angaben sind der Tabelle 1 im Anhang zu entnehmen.

9. Die Bedeutung der Disease-Management-Programme

Im Jahr 2002 wurde die Rechtsverordnung für standardisierte „Disease-Management-Programme" erlassen. Ziel war es, chronisch kranken Menschen eine international anerkannte und evidente Therapieform zukommen zu lassen. Sogenannte Praxisleitlinien, wie die der „Deutschen Diabetes Gesellschaft" (Bottermann & Koppelwieser, 2007, S. 104-105) sollten dazu beitragen, Komplikationen und Folgeerkrankungen zu vermeiden bzw. zu verzögern. Individuell abgestimmte und kontinuierliche Betreuungs- und Behandlungsansätze leisten in diesen Punkten einen wesentlichen Beitrag. Sie lotsen die betroffenen Menschen gezielt durch die verschiedenen Sektoren. Gleichzeitig ermöglichen sie eine qualitätsgesicherte Betreuungen und intensive Beratung, ganz im Sinne einer integrativen und kooperativen Versorgung. Die Behandlung von älteren und komplikationsfreien Diabetikern erfolgt durch geschulte hausärztliche Praxen. Nur in Ausnahmefällen soll eine Überweisung an sogenannte Schwerpunktpraxen durchgeführt werden (Icks et al., 2005, o. S.).

Ein weiteres Element der Disease-Management-Programme sind strukturierte Schulungsprogramme. Hier sollen die betroffenen Menschen befähigt werden, mit krankheitsbedingten Erschwernissen und sozialrechtlichen Aspekten besser umgehen zu können. Der positive Nebeneffekt dabei ist, dass die Betroffenen zu Experten ihrer eigenen Erkrankung werden. Dies wiederum führt wiederum zu einer aktiven Beteiligung der betroffenen Menschen, im Sinne des Selbstmanagements (Nuber, 2006, S. 82).

Icks et al. (2005, o. S.) bemängeln jedoch die nach wie vor nicht ausreichend flächendeckende, qualifizierte und fachkompetente Versorgung dieser Menschen. Als Ursache hierfür werden organisatorische, informelle und finanzielle Probleme zwischen den verschiedenen Sektoren und Institutionen und Professionen identifiziert (Icks, et al., 2005, o. S.). Dennoch geben erste Evaluationsergebnisse aus dem Jahr 2007 (Deutscher Bundestag, 2007, S.4) Hinweise auf eine Verbesserung der Versorgungssituation.

10. Diskussion, Fazit & Ausblick

Zusammenfassend kann gesagt werden, dass die Diabetes-Typ 2-Erkrankung mittlerweile einen großen Teil der Bevölkerung betrifft. Dieser Anteil wird in Zukunft sogar noch weiter zunehmen. Die betroffenen Menschen, meist über 40 Jahre, leiden unter den gesundheitlichen Folgen, mit erheblichen Auswirkungen auf das volkswirtschaftliche und gesundheitspolitische Geschehen; nicht nur in Deutschland, sondern weltweit.

Public Health soll an dieser Stelle die ohnehin begrenzten finanziellen Ressourcen im Gesundheitswesen gezielt steuern, um das Leben bzw. die Gesundheit der betroffenen Menschen effektiv zu fördern. Positiv hervorzuheben ist dabei der Gedanke einer kooperativen Zusammenarbeit, bei der die persönlichen Bedürfnisse und Prioritäten der erkrankten Menschen berücksichtigt werden. Allerdings ist anzumerken, dass nicht jeder Erkrankte in der körperlichen und/ oder geistigen Lage ist, den Prozess aktiv mitzugestalten oder die Erkrankung im vollem Umfang zu verstehen. Menschen in Alten- und Pflegeheimen dürften daher nur schwer erreichbar sein.

Public Health versucht zudem, vermeintliche Versorgungs- und Schnittstellenproblematiken, als auch Folgeerkrankungen möglichst zu umgehen. Durch eine kontinuierliche Begleitung und gezielte Steuerung im System, soll der erkrankte

Mensch eine effektive Beratung und Versorgung erhalten. Die standardisierten Leitlinien liefern hierzu die entsprechenden wissenschaftlichen Erkenntnisse.

Doch trotz aller Bemühungen zeigt die Literaturrecherche, dass nach wie vor Probleme im Prozessgeschehen bestehen. Hier wird von einer weiterhin unzureichenden flächendeckenden Versorgung gesprochen, so dass an dieser Stelle noch dringender Handlungsbedarf besteht.

Offen bleibt die Frage, wie die Umsetzung pflegerischer Beratungstätigkeiten konkret gelingen soll. Die Beratung, Schulung und Information wird zwar ausdrücklich als Bestandteil des Berufsstandes angesehen. Diese werden jedoch in den Versorgungsleitlinien überhaupt nicht berücksichtigt.

Fraglich ist auch, wie alte und teils schwer kranke Menschen im ambulanten und stationären Bereich an entsprechende Maßnahmen gelangen sollen. Zudem ist unklar, wie eine Beteiligung unter Berücksichtigung ihrer teils kognitiven und/ oder psychischen Einschränkungen gelingen kann. Schließlich fehlt auch von professioneller Seite ausreichend qualifiziertes Pflegepersonal, um die erforderlichen Schritte zu begleiten. Insofern zeigt Public Health notwendige und effektive Strukturveränderungen auf, um einen Umgang mit weit verbreiteten Erkrankungen unter Berücksichtigung der begrenzt vorhandenen Ressourcen zu finden. Public Health versucht hierbei, sowohl eine Über- als auch Unterversorgung von Patienten zu vermeiden und setzt bereits im präventiven Bereich an, um teure Folgekosten zu unterbinden.

Literaturverzeichnis

Abholz, H. H., Egidi, G., Gries, F. A., Haller, N., Landgraf, R., Matthaei, S., Müller, U. A., Spanger, J., Suchowerskyj, A., & Toeller, M. (2014). Nationale VersorgungsLeitlinie Therapie des Typ-2-Diabetes. *Diabetologie und Stoffwechsel, 9 (04)*, 143.

AOK (2013). *Gute Information zur Gesundheit.* DAK (Hrsg.). Zugriff am 22.09.2015. https://www.aok.de/bundesweit/gesundheit/beschwerden-nach-koerperregionen-49220.php?action=detail&id=515

Barmer/GEK (2012). *Gesundheitswesen aktuell. Beiträge und Analysen 2012. Der Einfluss der demografischen Entwicklung auf die Gesundheitsausgaben in Deutschland.* Repschläger, U., Schulte, C., & Osterkamp, N. (Hrsg.). Zugriff am 10.10.2015. https://www.barmer-gek.de/barmer/web/Portale/Versicherte/Rundum-gutversichert/Infothek/Wissenschaft-Forschung/Publikationen/Gesundheitswesen-aktuell-2012/Content-GWA-2012.html

Bölt, U., & Graf, T. (2006). *Die Todesursachenstatistik - Methodik und Ergebnisse 2004.* Bundesamt für Statistik (Hrsg.). Zugriff am 06.10.2015. https://www.destatis.de/DE/Publikationen/WirtschaftStatistik/Gesundheitswesen/Todes ursachen2004.html

Brieskorn-Zinke, M. (2003). Die Rolle der Pflege in Public Health/ Gesundheitsförderung. *Pflege, 16*, 66-74.

Bottermann, P., & Koppelwieser, M. (2007). *Diabetes mellitus. Vorbeugen und richtig behandeln.* München: Compact Verlag.

Bude, U., & Schmechel, H. (2010). *100 Fragen zum Diabetes mellitus im Alter.* Hannover: Brigitte Kunz Verlag.

Bundeszentrale für politische Bildung (o.J.). *Demographischer Wandel in Deutschland.* Bundeszentrale für politische Bildung (Hrsg.). Zugriff am 10. 10. 2015). http://www.bpb.de/politik/innenpolitik/demografischer-wandel/

DAK (o. J.). *DAK-Gesundheitsprogramm Diabetes mellitus Typ 2. Mit der richtigen Behandlung und Lebensführung Spätfolgen vermeiden. Diabetes mellitus Typ 2. Informationen für Patienten und Angehörige.* DAK (Hrsg.). Zugriff am 18.09.2015. http://www.dak.de/dak/leistungen/DMP_Diabetes_Typ_2-1078560.html

Deutscher Bundestag (2007). *Geschlechtsspezifische Auswertungen und Strategien von Disease Management Programmen.* Berlin: H. Heenemann GmbH & Co., Druck- und Offsetdruckerei.

Deutsche Gesellschaft für Medizinische Soziologie e.V. (o.J.). *Situation und Perspektiven von Public Health in Deutschland.* Deutsche Gesellschaft für Public Health (Hrsg.). Zugriff am 15. 10.2015. https://www.dgms.de/forschung-lehre/stellungnahmen/

Deutsche Gesellschaft für Public Health (2010). *Was ist Public Health?* Deutsche Gesellschaft für Public Health (Hrsg.). Zugriff am 17.09.2015. http://www.deutsche-gesellschaft-public-health.de/informationen/public-health/

Deutsches Zentrum für Diabetesforschung (o. J.). *Zahlen.* Deutsches Zentrum für Diabetesforschung (Hrsg.). Zugriff am 29.09.2015. http://www.dzd-ev.de/themen/diabetes-die-krankheit/zahlen/index.html

DGMS (o.J.). *Situation und Perspektiven von Public Health in Deutschland.* Deutsche Gesellschaft für Public Health (Hrsg.). Zugriff am 15. 10.2015. https://www.dgms.de/forschung-lehre/stellungnahmen/

Die Apotheken Umschau (2011). *Zuckerkrankheit. Diabetes – was ist das?* Die Apotheken Umschau (Hrsg.). Zugriff am 09.09.2015. http://www.apotheken-umschau.de/Diabetes

Egger, M., & Razum, O. (2014). Diabetes mellitus und seine Folgeerkrankungen. Diabetes Prävention. In Egger, M. & Razum, O. (Hrsg.), *Public Health. Sozial- und Präventivmedizin kompakt* (S. 269- 270). Berlin: Walter de Gruyter GmbH & Co. KG.

Hertlein, R. (2014). Pflege von Menschen mit endokrinologischen, stoffwechsel- und ernährungsbedingten Erkrankungen. Strukturierte Diabetesschulung. In Menche, N. (Hrsg.), *Pflege heute* (S. 874). München: Urban & Fischer Verlag/ Elsevier GmbH.

Hien, P., Böhm, B., Claudi-Böhm, S., Krämer, C., & Kohlhas, K. (2013). *Diabetes-Handbuch* (7. vollst. überarb. & akt. Aufl.). Berlin: Springer Verlag.

Hodeck, K. (2015). Jeder Pflegende sollte über Diabeteswissen verfügen. Diabetologische Pflege. *Die Schwester. Der Pfleger, 54*, 15-19.

Icks, A., Rathmann, W., Rosenbauer, J., & Giani, G. (2005). Diabetes mellitus. *Gesundheitsberichterstattung des Bundes. Diabetes mellitus, 24*, o. S.

Icks, A., & Rathmann, W. (2014). Prävention von Diabetes. Epidemiologie. In Hurrelmann, K., Klotz, T., & Haisch, J. (Hrsg.), *Prävention und Gesundheitsförderung* (S. 176- 179). Bern: Verlag Hans Huber.

Müller, A., & Hertlein, R. (2014). Pflege von Menschen mit endokrinologischen, stoffwechsel- und ernährungsbedingten Erkrankungen. Situation des Patienten. In Menche, N. (Hrsg.), *Pflege heute* (S. 870). München: Urban & Fischer Verlag/ Elsevier GmbH.

Nuber, G. (2006). *Das Diabetes-Journal-Buch. Informationen, Adressen, Ansprechpartner.* Mainz: Kirchheim-Verlag.

Osterbrink, B., & Schöning, D. (2012). Pflege von Patienten mit Erkrankungen des endokrinen Systems. Beratung und Schulung. In Schewior-Popp, S., Sitzmann, F., & Ullrich, L. (Hrsg.), *Thiemes Pflege* (S. 985-986). Stuttgart: Georg Thieme Verlag KG.

Pons (2015). *public health.* Pons GmbH (Hrsg.). Zugriff am 15.09.2015.
http://de.pons.com/%C3%BCbersetzung/englisch-deutsch/public-health

Rathmann, W., Strassburger, K., Heier, M., Holle, R., Thorand, B., Giani, G., & Meisinger, C. (2009). Incidence of type 2 diabetes in the elderly German population and the effect of clinical and lifestyle risk factors. Kora S4/F4 cohort study. *Diabetic Medicine, 26* (12), 1212-1219.

Schipf, S., Werner, A., Tamayo, T., Holle, R., Schunk, M., Maier, W., & Völzke, H. (2012). Regional differences in the prevalence of known Type 2 diabetes mellitus in 45–74 years old individuals: Results from six population-based studies in Germany (DIAB-CORE Consortium). *Diabetic Medicine, 7,* 88-95.

Schütt, M. (2012). Ernährungs- und Stoffwechselkrankheiten am Beispiel des Krankheitsbildes Diabetes mellitus. In Schwartz, F. W., Walter, U., Siegrist, J., Kolip, P., Leidl, R., Dierks, M. L., Busse, R., & Schneider, N. (Hrsg.), *Public Health. Gesundheit und Gesundheitswesen* (S. 610-612). München: Elsevier GmbH, Urban & Fischer Verlag.

Stiftung Warentest (2007). *Diabetes. Früh erkennen. Richtig behandeln. Besser leben* (2. Aufl.). Berlin: Stiftung Warentest.

Walker, R., & Rodgers, J. (2005). *Diabetes. Die Krankheit verstehen - die Lebensqualität erhalten.* Starnberg: Dorling Kindersley Verlag GmbH.

Anhang

Tabelle 1

Sterberate bei Diabetes mellitus (Stand 2004) (Quelle: Statistisches Bundesamt: Wirtschaft und Statistik 6/2006, S. 625)

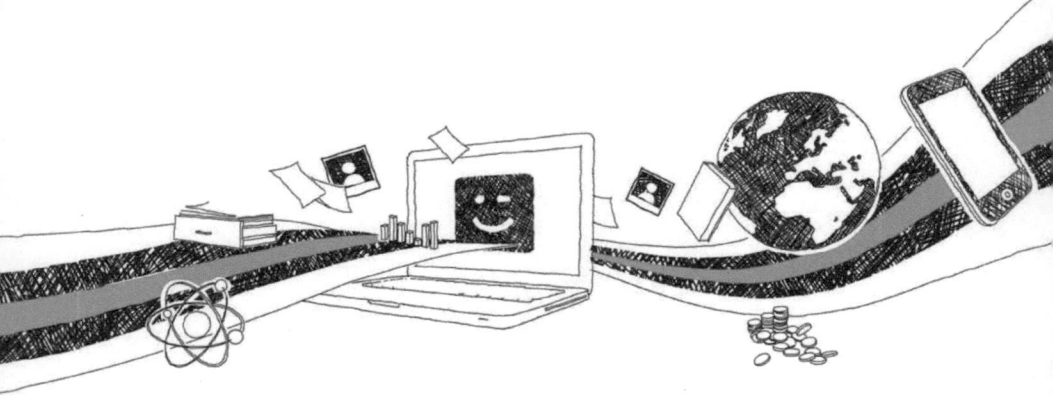
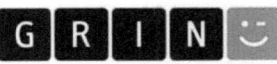